I0844524

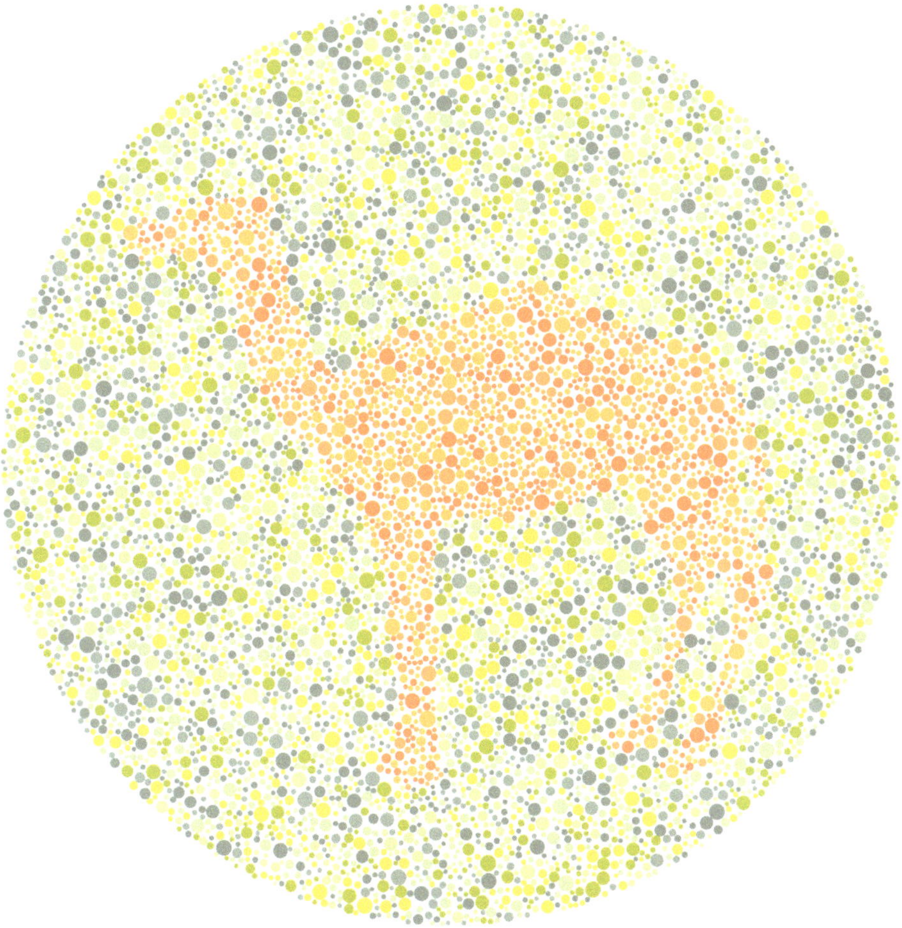

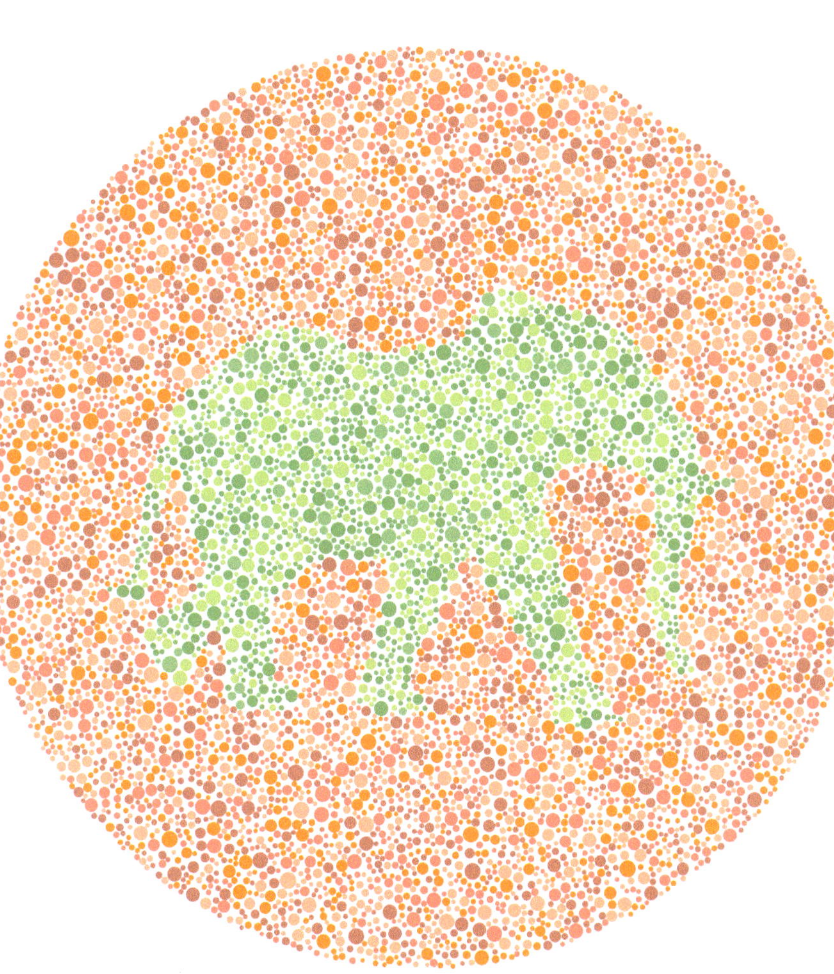

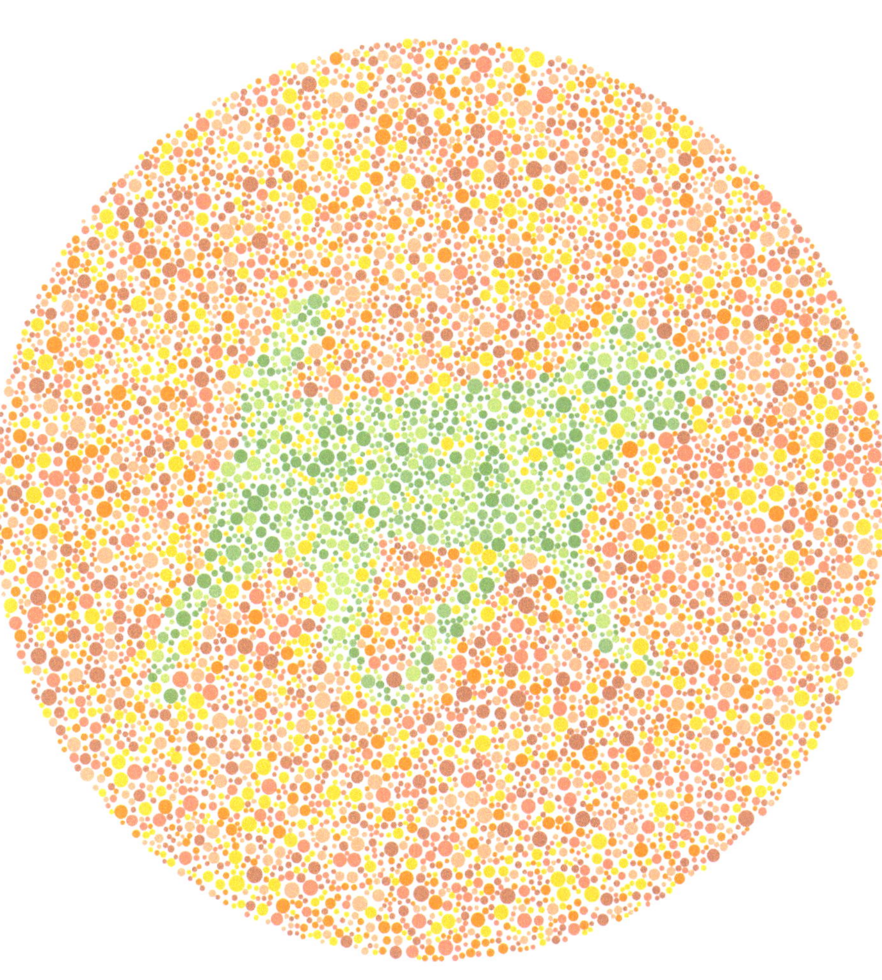

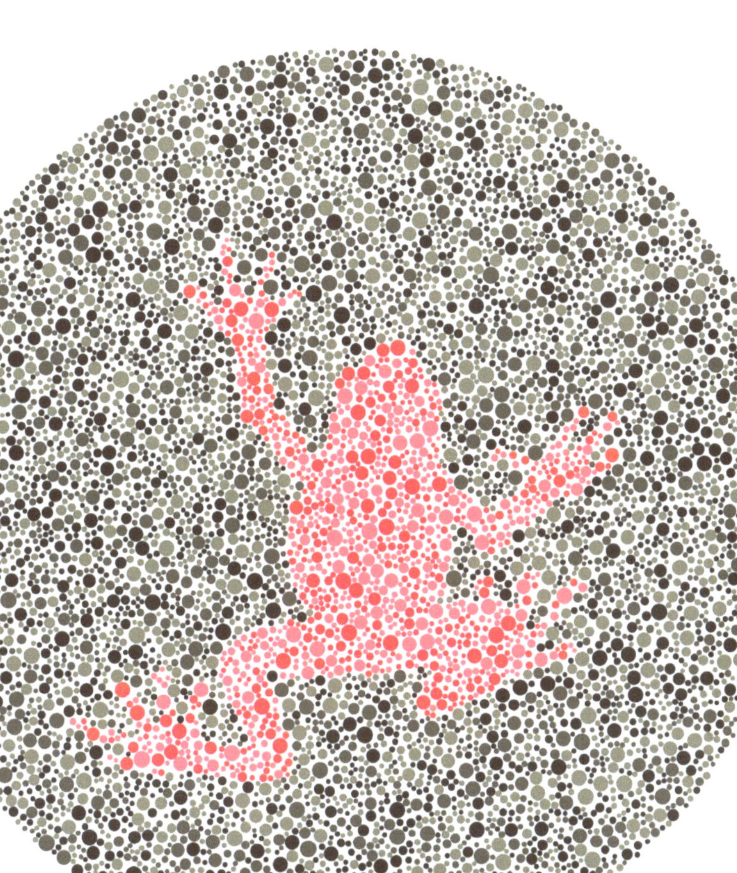

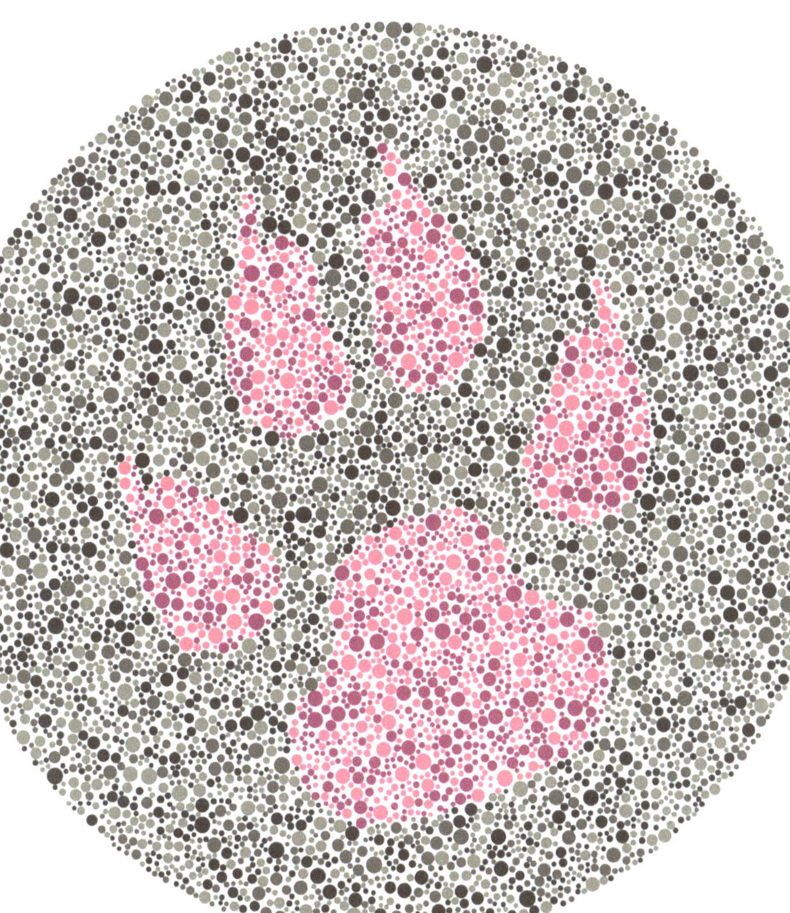

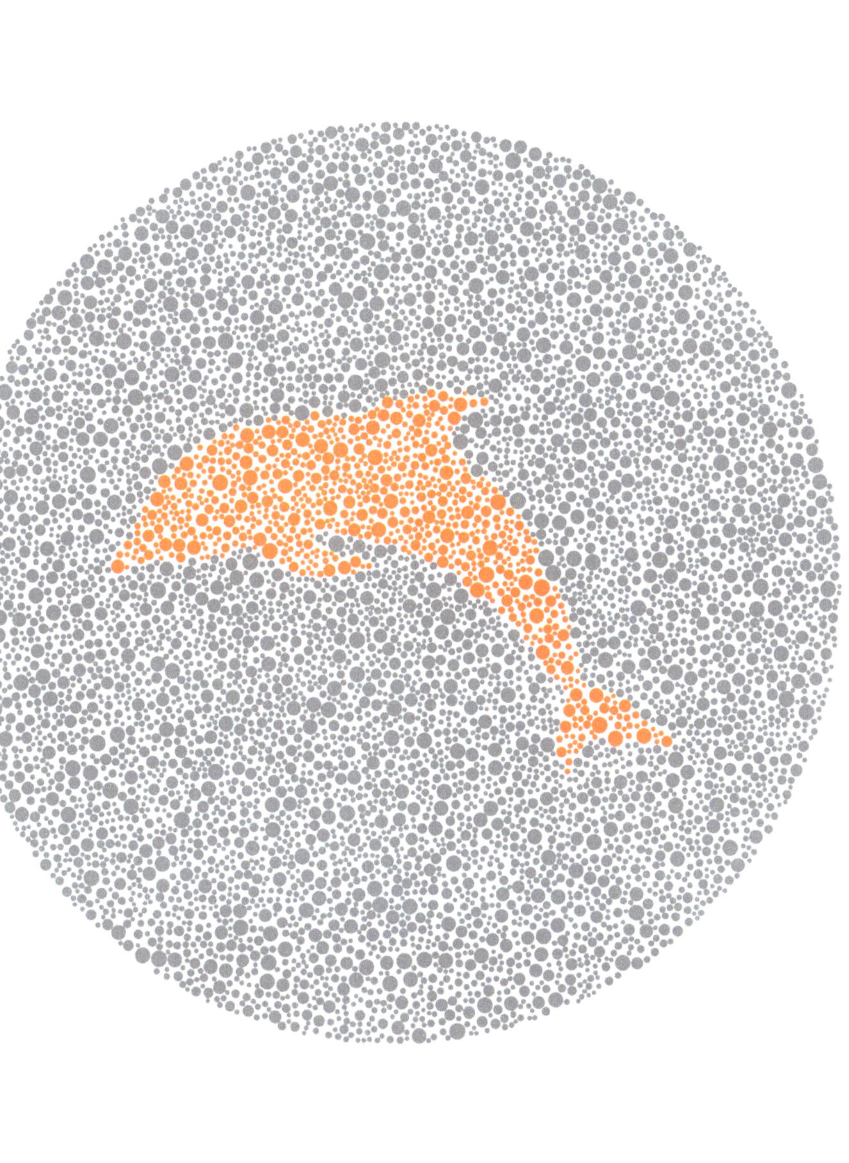

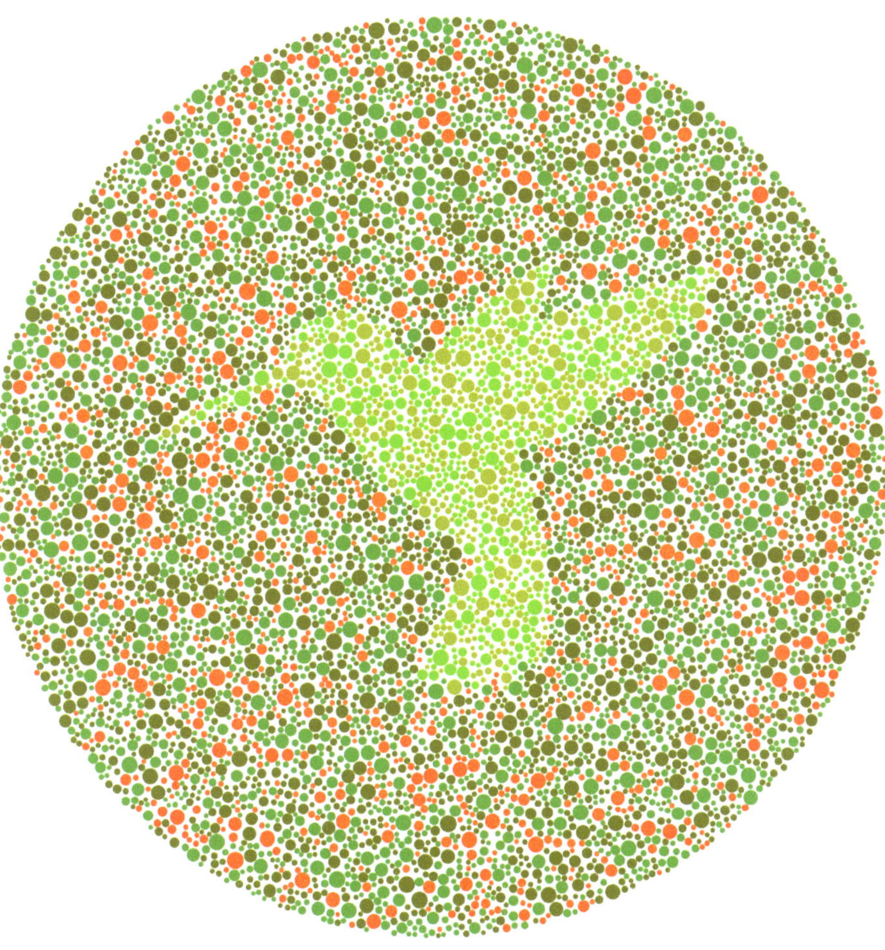

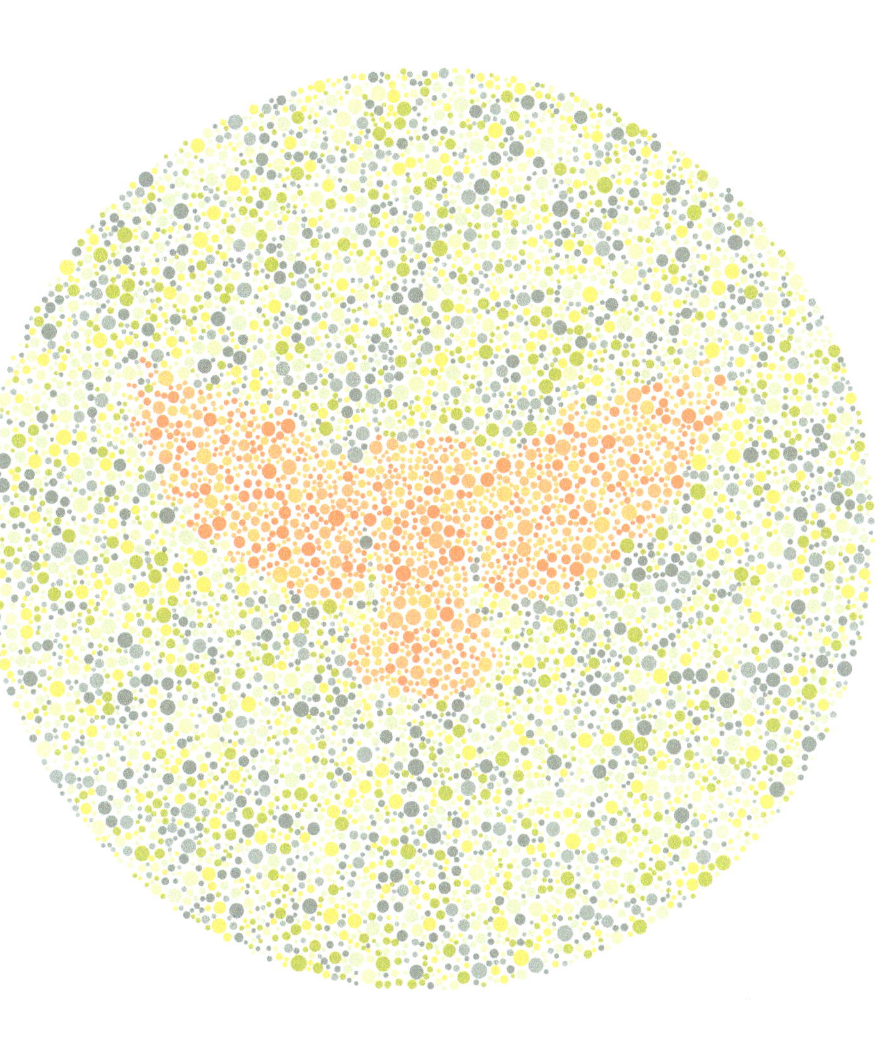

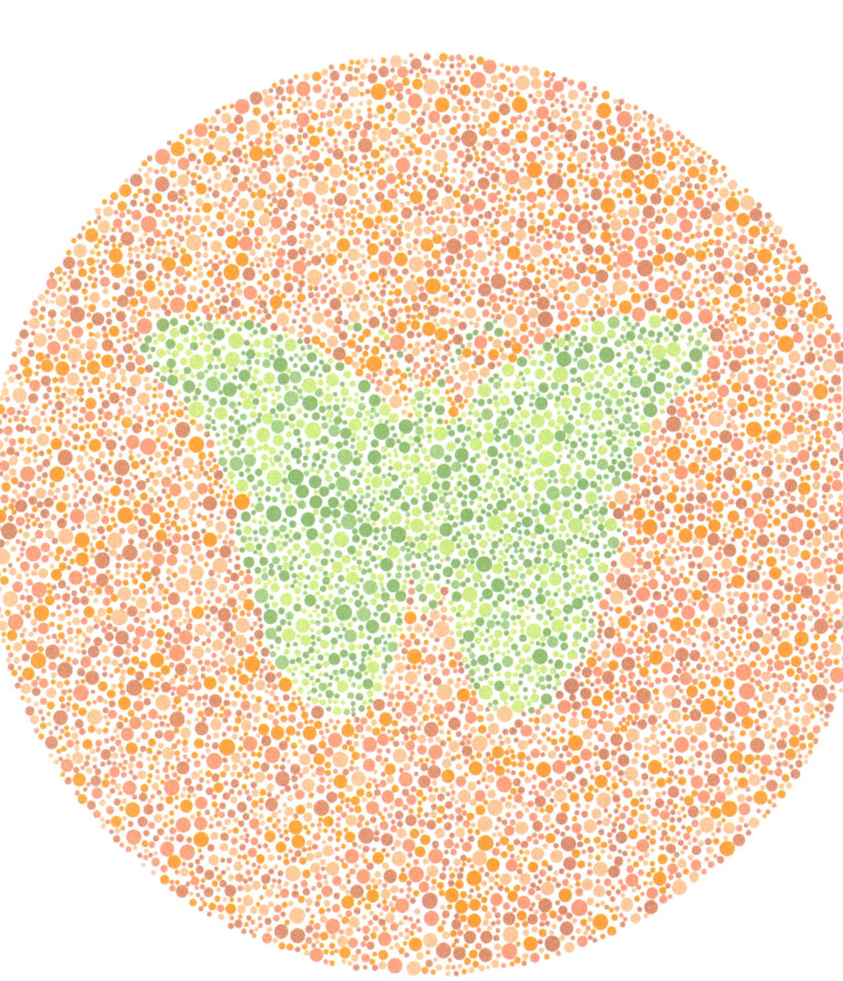

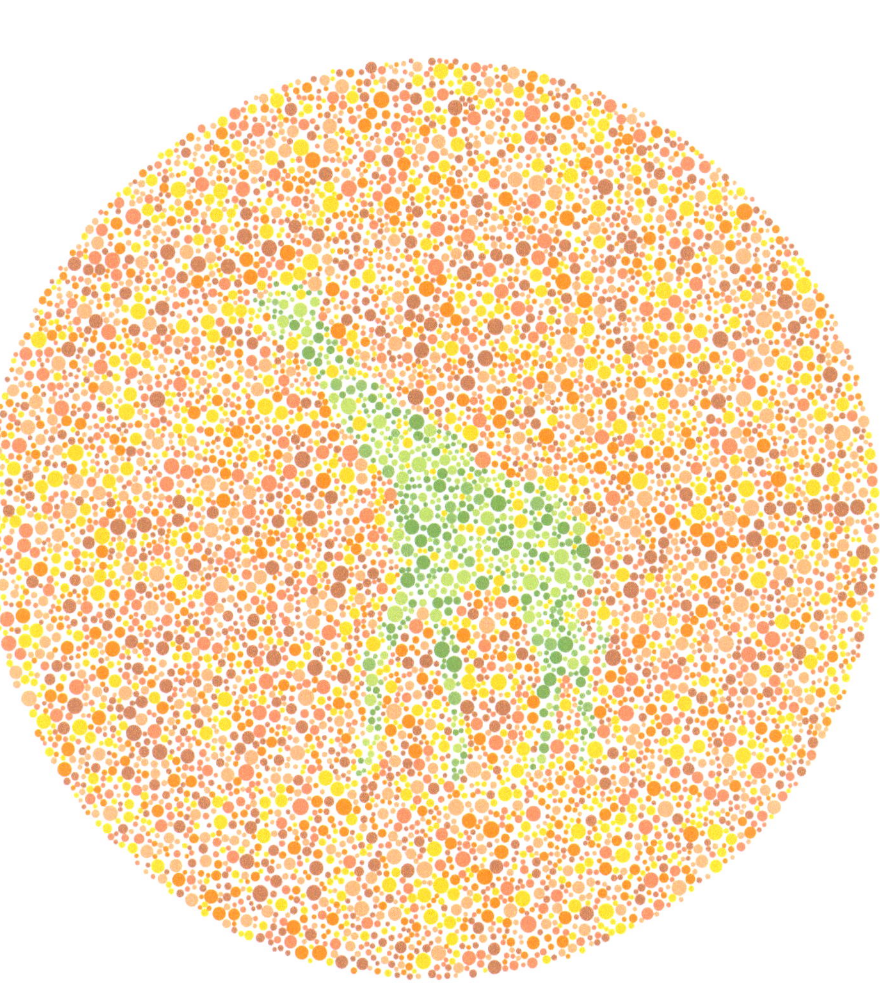

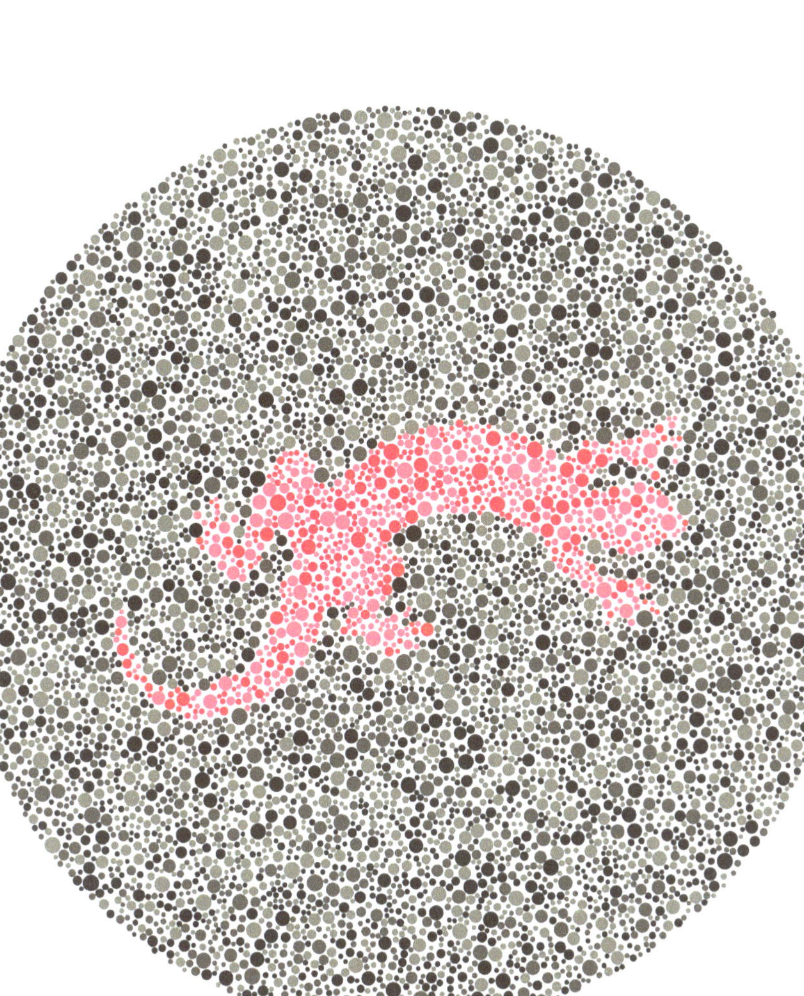

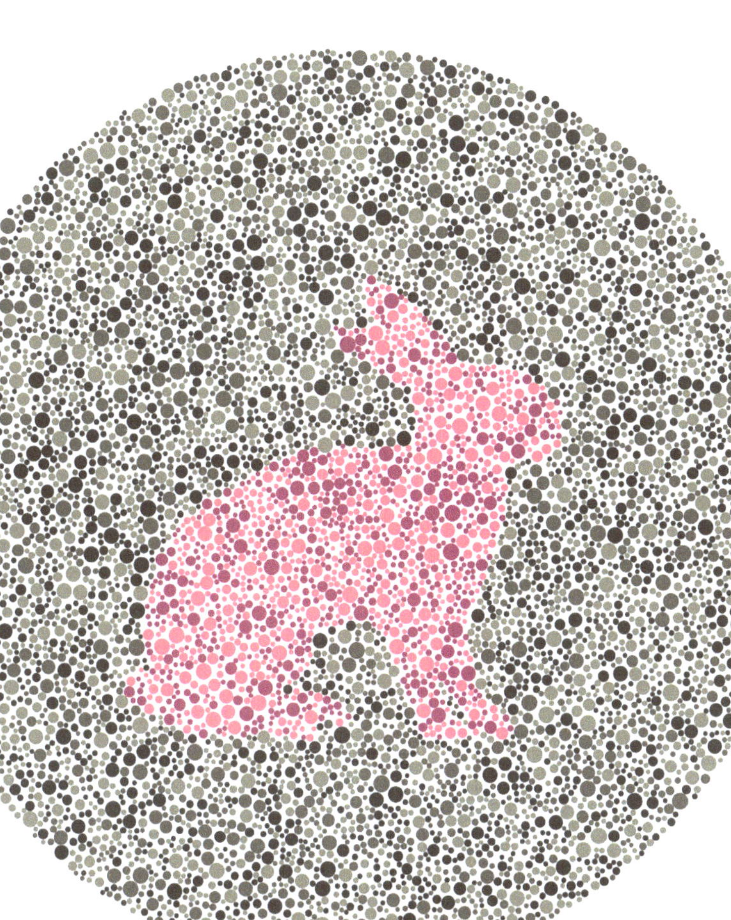

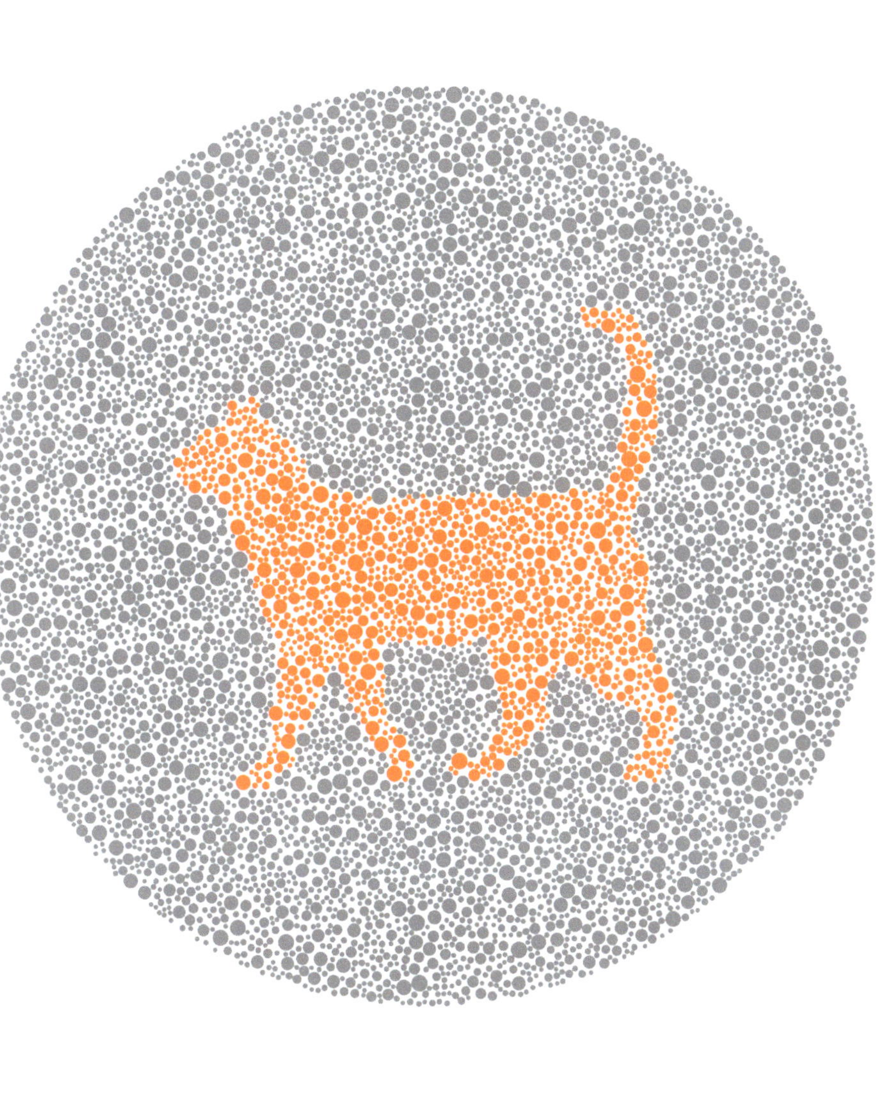

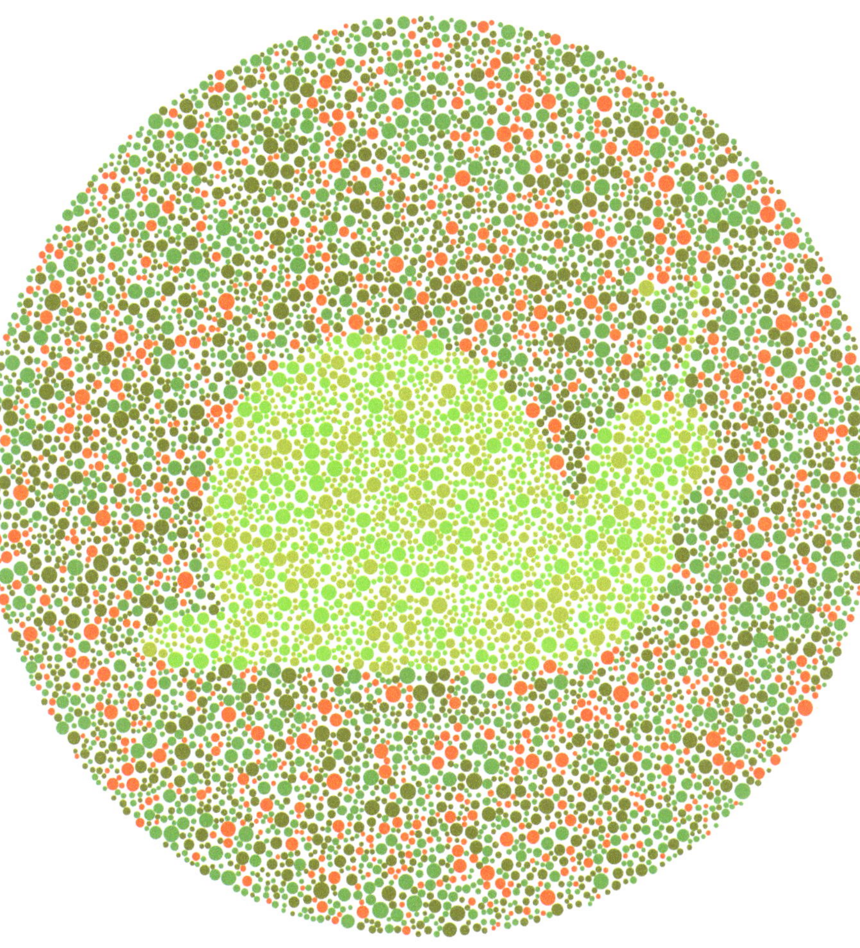

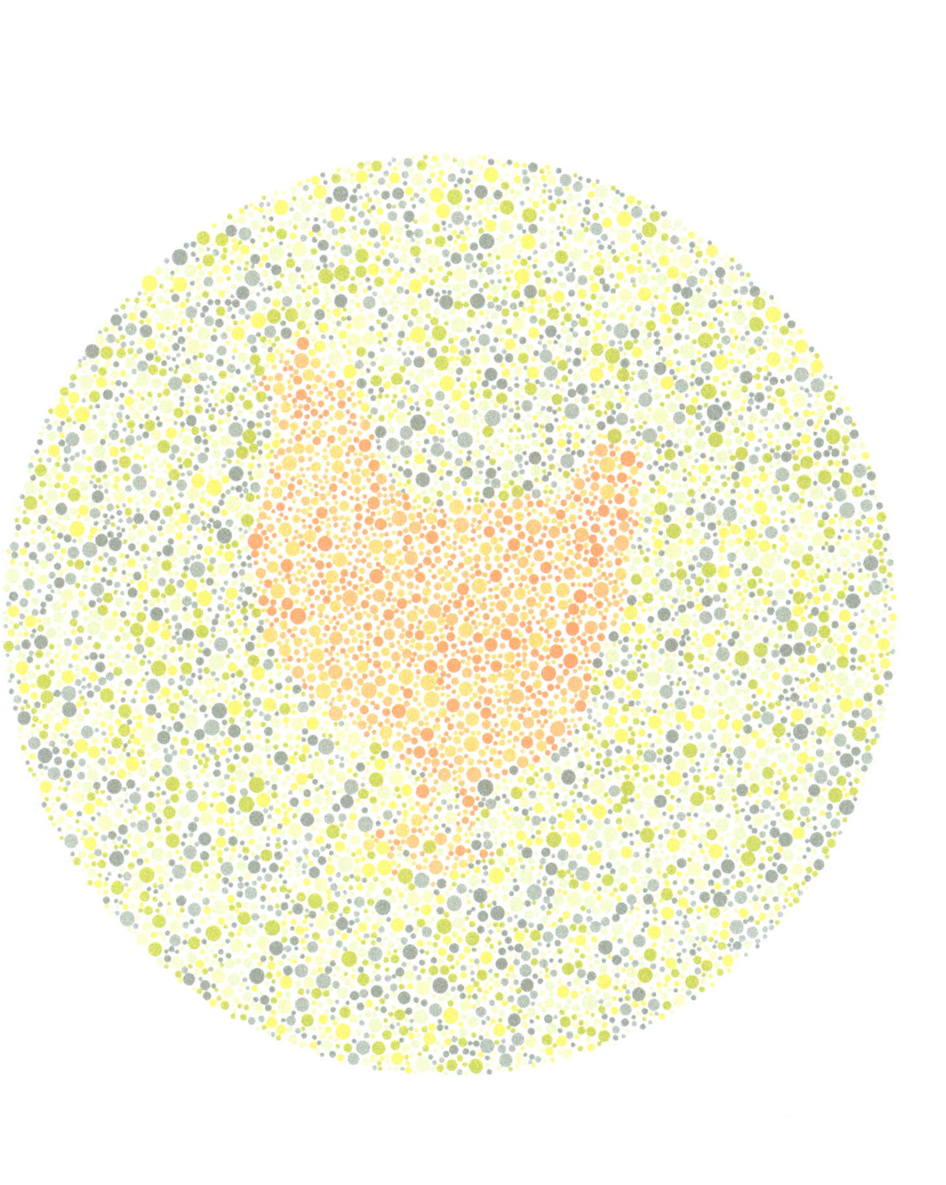